DU TRAITEMENT

du Tremblement sénile et de la Paralysie agitante

SUIVI DU RÉGIME

DANS LA NÉVROSE

PAR

Le Docteur IMBERT DE LA TOUCHE

*Mémoire lu au Congrès international d'homœopathie
tenu à Paris, au Palais du Trocadéro, août 1889*

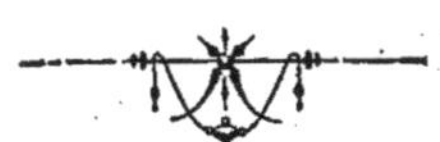

LYON	PARIS
AUGUSTE COTE	**J.-B. BAILLIÈRE et FILS**
LIBRAIRE	LIBRAIRES-ÉDITEURS
8, Place Bellecour, 8	19, Rue Hautefeuille, 19

1890

DU TRAITEMENT

du Tremblement sénile et de la Paralysie agitante

SUIVI DU RÉGIME

DANS LA NÉVROSE

Imp. WALTENER ET Cⁱᵉ, rue Belle-Cordière, 14. — Lyon.

DU TRAITEMENT

du Tremblement sénile et de la Paralysie agitante

SUIVI DU RÉGIME

DANS LA NÉVROSE

PAR

Le Docteur IMBERT DE LA TOUCHE

*Mémoire lu au Congrès international d'homœopathie
tenu à Paris, au Palais du Trocadéro, août 1889*

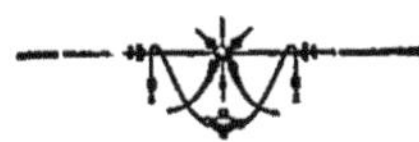

LYON	PARIS
AUGUSTE COTE	J.-B. BAILLIÈRE ET FILS
LIBRAIRE	LIBRAIRES-ÉDITEURS
8, Place Bellecour, 8	19, Rue Hautefeuille, 19

1890

DU TRAITEMENT

du Tremblement sénile et de la Paralysie agitante

SUIVI DU RÉGIME

Dans la Névrose

Mémoire lu au Congrès international d'homœopathie
tenu à Paris, au Palais du Trocadéro, août 1889

Je viens vous citer sept observations de tremblement sénile et de paralysie agitante, maladies
que nos meilleurs auteurs classiques jugent in-
curables. Ainsi le Dr P. Jousset, dans les *Elé-
ments de médecine pratique*, dit n'avoir pas
trouvé de médicaments efficaces.

Richard Hugues, dans son *Manuel de thérapeutique* se borne à relater brièvement un cas de
guérison que je citerai plus loin; mais auparavant,

consultant la tradition homœopathique, je vous rapporterai trois guérisons opérées par nos devanciers :

Ire OBSERVATION. — Le Dr Gastier, après l'insuccès de *veratrum*, réussit à dissiper chez une religieuse un tremblement des deux mains persistant depuis quatorze ans, à la suite de la variole, avec *phosphorus*, si bien qu'elle put enfiler une aiguille, ce qui lui avait été jusqu'alors impossible.

(*Clinique homœopathique* du Dr Beauvais de St-Gratien, tome 8.)

2e OBSERVATION. — Chez une femme de 60 ans, à la suite d'une gale répercutée trois ans auparavant, on observait du tressaillement, du balancement de la tête, et lorsque les accès étaient violents, du tremblement des membres. Le Dr Heichelheim la guérit avec *belladona* et *sulfur* alternés. Pendant le traitement, son corps se couvrit d'un exanthème pruriteux.

(*Clinique homœopathique* ou recueil de toutes les observations pratiques publiées jusqu'à ce jour par le Dr Beauvais de St-Gratien, tome 8).

3e OBSERVATION. — M. Gaspard C... était atteint depuis quatre ans d'une agitation nerveuse dans le bras et la main droite, qui l'empêchait de tenir une plume entre les doigts et de porter directement une cuillère à la bouche. Il prit journellement une dose de *Rhus toxicodendron* qui amena une amélioration, puis *silicea* et *belladona*, après quoi il écrivit couramment.

(*Clinique homœopathique du* Dr Beauvais de St-Gratien, tome 8).

4e OBSERVATION. — Le Dr Richard Hugues a fait disparaître rapidement chez un vieillard un tremblement sénile avec quelques gouttes de teinture mère d'*agaricus muscarius* : le tremblement chronique se singularisait par cette anomalie que les secousses des bras cessaient lorsqu'il se livrait à son travail de cordonnier.

(*Manuel de thérapeutique*, selon la méthode de Hahnemann, par Richard Hugues, traduit de l'anglais par le Dr I. Guérin-Méneville).

5e OBSERVATION. — Madame R..., rentière. âgée de 61 ans, à la suite de chagrins, présenta le 3 novembre 1871, du tremblement de la tête, ainsi que du bras et de la jambe gauche, dans le sens de la flexion et de l'extension, avec trémulation de la langue.

Fait exceptionnel, quelques mouvements convulsifs se produisaient même pendant le sommeil.

La malade était forcée de marcher et de courir pour calmer l'agitation douloureuse et l'engourdissement du bras, de la main, de la jambe et du pied gauche ; cet état rendait le repos et le sommeil impossibles.

Quand elle essayait de marcher seule, elle se tenait le corps penché en avant, les bras à demi fléchis, et écartés du corps.

Le Dr Cramoisy, après lui avoir donné sans résultat appréciable : *belladona, nux vomica, iodium, secale cornutum, crotalus*, eut recours, le 20 décembre 1871, à *tarentula*.

Sous l'influence de ce médicament, l'insomnie et le tremblement disparurent peu à peu ; la *tarentule* fut continuée en variant les dilutions jusqu'à fin mars 1872 et Madame R... fut radicalement guérie.

(Bulletin de la Société médicale homœpathique de France,
1872, tom. XIVe.)

6e OBSERVATION. — Le Dr Gallavardin a traité un octogénaire pour une paralysie agitante de la jambe et du bras droit, qui augmentait graduellement au point d'empêcher le malade d'écrire, puis de porter la cuillère à la bouche. Il lui supprima l'usage du vin et de la viande. Il eut raison de cet état en lui administrant à différents intervalles des globules de *nux vomica*.

7ᵉ Observation. — M. X..., âgé de 58 ans, éprouvait depuis quelques temps un tremblement de la tête. M. Gallavardin lui ordonna quelques doses de *carbo vegetabilis*, et durant toute la maladie l'abstinence complète de la viande, du vin, du café, du tabac. Ce malade fut guéri au bout de douze septénaires environ.

Le Dʳ Gallavardin pense que l'on obtiendrait de meilleurs résultats dans le tremblement sénile et la paralysie agitante, si les malades s'abstenaient, pendant la durée du traitement, de vin, de café, de tabac.

Il serait aussi préférable de supprimer ou tout au moins de restreindre l'usage de la viande et en particulier celle du bœuf. Dans le traité de la *névrose*, le Dʳ Leven soutient que la viande est un excitant du cerveau et des centres nerveux et principalement la viande de bœuf : cette influence de la viande, je l'observe journellement, dit le médecin en chef de l'Hôpital Rothschild, et il faut en tenir le plus grand compte dans le régime des enfants et des névropathiques.

La suppression de ces quatre excitants du système nerveux dans le traitement du tremblement sénile et de la paralysie agitante pourrait être étendue à la cure des maladies nerveuses

en général et tout particulièrement de la névrose ou neurasthénie.

Cette affection, si rebelle parfois à toutes
modifications thérapeutiques, et qui est, d'après
le professeur Axenfeld, dans la majorité des cas,
de nature rhumatismale ou goutteuse, serait
ainsi plus rapidement améliorée que par le
prétendu régime tonique (biftecks saignants,
fer, vin quinquina, Malaga, fine-champagne,
alcool sous toutes les formes) selle à tous che-
vaux de la plupart des médecins de l'Ecole
officielle.

Ce régime à la mode, que l'on pourrait à juste
titre considérer comme ayant contribué dans de
notables proportions à la diffusion de l'alcoolisme dans les diverses classes de la société (1),
ce régime, dis-je, loin d'être efficace, entretient

---

(1) Je tiens du Dr G... le fait suivant : les deux
sœurs d'un médecin de Lyon absorbaient chaque jour,
sous prétexte de combattre « une faiblesse de nerfs »
et de faciliter leur digestion, quantité de petits verres de
vin de quina. Insensiblement, elles en arrivèrent à
prendre de la Chartreuse, puis de l'éther, et succom-
bèrent enfin à une des complications de l'alcoolisme
chronique.

Bien que ces faits ne soient pas très fréquents, et ne
se terminent pas tous d'une manière aussi fâcheuse, ils

et aggrave les états nerveux et a causé plus de dyspepsies qu'il n'a guéri de malades !

La crainte de l'anémie, dit Leven, persécute l'esprit des médecins et leur a fait commettre autant d'erreurs thérapeutiques que l'inflammation de Broussais.

Si dans la névrose (neurasthénie) avec le concours de leurs médicaments, les médecins homœopathes prescrivaient l'abstinence des excitants (viande, vin, café, tabac) ; si, par contre, ils insistaient, *jusqu'à ce que l'hyperesthésie du système nerveux fût calmée*, sur le lait, les œufs, les purées de pomme de terre, de lentilles, de pois, d'avoine, de maïs, etc..., aliments qui produisent sur le cerveau et les plexus nerveux un effet sédatif, ils obtiendraient des résultats supérieurs à ceux de nos confrères, à l'aide de ce régime combiné avec le repos du corps

---

se renouvellent toutefois plus souvent qu'on ne serait tenté de le croire.

C'est l'alcoolisme des classes aisées, cause de tant de souffrances d'estomac et de céphalées dont l'origine reste inconnue !

Il en est de même dans les classes laborieuses de la Société : seulement l'ouvrier absorbe des boissons de qualité inférieure, plus pernicieuses encore à la santé !

et de l'esprit (1), la vie en plein air, l'hydrothé-
rapie sagement pratiquée et, dans quelques cas,
le massage et l'électricité.

D'ailleurs, en puisant dans ma clientèle, je
pourrais citer nombreuses personnes atteintes
d' « Etat nerveux » caractérisé par des vertiges,
de la céphalalgie frontale et occipitale (plaque
cérebelleuse de Charcot), de la pesanteur d'estomac avec éructation et sommeil après les repas,
des douleurs erratiques ou lombaires (plaque
sacrée de Charcot), des palpitations, de la las-
situde extrême surtout le matin au réveil, de

---

(1) Un axiome thérapeutique longtemps méconnu et
qui paraît encore trop ignoré, c'est que les anémiques
et les neurasthéniques ont besoin de beaucoup de
repos et que tout excès de travail quelconque leur est
absolument contraire : on défendra donc à ces malades
les cures de gymnastique active, un exercice immodéré
et on leur recommandera d'éviter toute fatigue. La
gymnastique, les marches prolongées augmentent l'épuisement nerveux. Ce surmenage intempestif est en
grande partie la cause des insuccès de bien des cures
balnéaires et hydrothérapiques.

(Des dyspepsies avec suppresion de la sécrétion du suc gas-
trique et plus particulièrement de la dyspepsie neurasthénique,
par le Dr P. Glatz, médecin de l'établissement hydrothéra-
pique de Champel, près Genève).

l'amaigrissement, de la frilosité, de l'affaiblisse-
ment de la mémoire avec confusion des idées,
de l'insomnie ou des cauchemars, de l'émotivité
excessive avec des envies de pleurer, enfin tout
le cortège des symptômes de l'épuisement nerveux.

Après avoir essayé diverses médications, parmi
lesquelles le régime tonique, par les ferrugi-
neux et le quinquina, constituaient le plus souvent la base du traitement, ces malades ont dû à
notre « modus agendi » leur guérison ou tout au
moins une amélioration très sensible (1).

Ces faits prouvent donc l'incontestable effica-

---

(1) Dans certains cas, on se trouvera bien de conseil·
ler aux malades la sangle du Dr Glénard ou *de préfé-
rence la ceinture du Dr Levrat, chirurgien de la Cha-
rité de Lyon* : d'après le Dr Glénard, les troubles névropathiques seraient sous la dépendance de la chute
de l'intestin (entéroptose), d'où l'emploi de ceintures
armées de pelotes pour soulever les viscères abdomi-
naux.

Le Dr Féréol, dans la séance du 23 novembre 1888
de la Société médicale des hôpitaux de Paris, indique
le moyen suivant pour reconnaître l'entéroptose. Lorsque
ces malades « sont debout, placez-vous derrière eux,
passez-vos bras sous leurs aisselles et appuyez vos deux
mains à plat sur le bas-ventre, en pressant de bas en

cité de cette méthode que je préconise et qui n'est que la forme atténuée de la cure du professeur Weir-Mitchell, de Philadelphie.

Ce traitement américain, qui date seulement de quelques années, a fourni dans les formes graves de névroses des résultats inespérés, là où toute autre médication avait échoué. On peut dire sans exagération qu'une foule de malades lui doivent plus que la vie, car il les a délivrés de cette situation lamentable et à durée indéfinie qui caractérise la neurasthénie et que les médecins a bout de patience renonçaient à combattre (Dr Glatz).

Dans le monde médical étranger, il a trouvé de nombreux imitateurs, entre autres, le Dr W.-S. Playfair, professeur d'obstétrique et de gynécologie au « King's College » de Londres.

En outre, il a été appliqué avec succès par le Dr Dubois, professeur à l'Université de Berne, et

---

haut, de manière à soulever tout le paquet intestinal. Les malades déclareront qu'ils sont immédiatement soulagés, qu'ils respirent mieux, se sentent plus légers. Ceci fait, écartez les mains et laissez les viscères redescendre dans leur position habituelle ; instantanément aussi, le malaise reparaît, les tiraillements, le sentiment de défaillance. »

par le Dr P. Glatz, à Champel, chez lesquels j'ai
pu, grâce à l'obligeance de ces deux excellents
confrères, étudier moi-même la méthode et
mettre à profit le fruit de leur expérience.

La *Cure américaine* consiste systématique-
ment dans l'ensemble des prescriptions sui-
vantes :

a. L'isolement de la malade et la soustraction
à son entourage habituel.

b. Le repos complet au lit pendant cinq à
huit semaines.

c. Le massage de toutes les parties du corps,
la face excepté; la séance de 3o à 6o minutes,
sera suivie d'une heure de repos absolu.

d. L'électricité : faradisation des groupes
musculaires d'après le système de Von Ziemssen,
pendant une durée de quarante minutes à une
heure; on termine quelquefois en plaçant l'un
des pôles à la nuque et l'autre pôle alternati-
vement sur chaque pied pendant 15 minutes
environ.

e. Un régime alimentaire approprié, débutant
par la diète lactée, pour arriver progressive-
ment à une nourriture plus substantielle afin
d'obtenir une augmentation rapide du poids de
la malade. (Six à douze kilogs en cinq à six semaines).

On y joint en même temps quelques prépara-
tions médicinales dont l'emploi est suggéré par
l'état de la malade et.qui sont alors facilement
supportées grâce au massage et à l'électricité.

Pour plus amples détails, consulter : *Du traitement
méthodique de la neurasthénie et de quelques formes d'hys-
térie*, par Weir-Mitchell, membre de l'Académie Na-
tionale des Sciences des Etats-Unis d'Amérique, traduit par le Dr Oscar Jennings, avec une introduction
par le professeur Ball. — Paris 1883.

32940 Imp. WALTENER ET Cie, rue Belle-Cordière, 14. — Lyon.